Publications de l'Union Médicale, des 15 et 17 Novembre 1855.

DE

L'ATROPHIE UNILATÉRALE

DU CERVELET;

PAR ÉDOUARD TURNER,

Interne des hôpitaux.

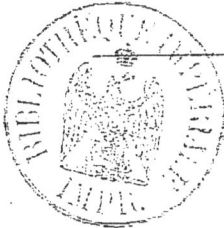

I.

En 1852, pendant mon internat dans le service de M. Lélut, à la Salpêtrière, j'eus l'occasion de constater, à l'autopsie de la nommée Houel, des lésions encéphaliques qui frappèrent vivement mon attention. Pendant la vie, cette fille avait présenté des attaques d'épilepsie, avec paralysie et atrophie de toute la moitié gauche du corps, pied-bot varo-équin et main-bot cubito-palmaire. A l'ouverture du crâne, nous trouvâmes une atrophie qui portait sur l'hémisphère droit du cerveau, la couche optique, le corps strié, le pédoncule cérébral, le tubercule mamillaire et la pyramide antérieure du même côté; en même temps, elle intéressait le lobe *gauche* du cervelet et la moitié gauche de la moelle épinière.

A priori, il me semblait impossible d'admettre que cette disposition *croisée* de l'atrophie cérébrale et cérébelleuse fût purement accidentelle, qu'elle n'eût pas sa raison d'être dans la structure même de l'encéphale, qu'elle ne résultât pas de connexions intimes entre les lobes opposés du cerveau et du cervelet.

Le hasard me fournit quelque temps après un nouveau fait qui me confirma encore plus dans cette manière de voir. Sur le cadavre d'une vieille femme de la Salpêtrière, destinée aux manœuvres de médecine opératoire, je trouvai également une atrophie de l'encéphale ; elle occupait cette fois le côté *droit* du cerveau et de la moelle allongée, le côté *gauche* du cervelet et de la moelle épinière (celle-ci était peu altérée). Cette femme, depuis longtemps hémiplégique, présentait une atrophie du côté gauche du corps avec déformation caractéristique du pied et de la main.

L'examen attentif de ces deux observations et l'analyse de celles consignées dans les auteurs, ont changé ce qui, pour nous, n'était d'abord qu'une hypothèse en une conviction, et nous font regarder aujourd'hui la réalité et la constance des connexions entre le cerveau et le cervelet comme un fait démontré. De sorte que nous pouvons formuler la proposition suivante dont ce mémoire contiendra le développement et les corollaires :

Dans les atrophies partielles ou unilatérales de l'encéphale, *toutes les fois que le cervelet s'atrophie consécutivement au cerveau, cette altération intéresse l'hémisphère cérébelleux gauche si, au cerveau, elle occupe l'hémisphère droit,* et vice versâ.

II.

Les preuves de cette proposition, je les tire d'abord des résultats si frappans et si nets de deux autopsies que j'ai rapportées plus haut et dont l'une (celle de la nommée Houël) a été communiquée en résumé à la Société de biologie, par mon savant ami, M. le docteur Charcot, en son nom et au mien, (*Comptes rendus de la Soc. de biol.*, t. iv, 1ʳᵉ série, p. 191.) Mais j'en puis citer une foule d'autres encore qui m'ont été fournies par la lecture des auteurs.

1º Ainsi je trouve dans l'*Atlas d'anatomie pathologique* de M. Cruveilhier (8ᵐᵉ livraison, planche v, fig. 1, 2, 3), sous le titre : *Atrophie du cerveau*, l'observation d'un malade dont l'autopsie a montré une atrophie du lobe *gauche* du cerveau et *droit* du cervelet.

2º M. Cazauvielh (*Arch. gén. de méd.*, t. xiv, obs. III) décrit une « agénésie primitive de l'hémisphère droit du cerveau et du lobe gauche du cervelet. »

3º Dans la thèse de M. Belhomme sur l'*idiotie* (1824), nous trouvons un exemple d'une hydrocéphalie occupant surtout le ventricule latéral *gauche*, avec lésion atrophique de l'hémisphère correspondant, et l'auteur note expressément pour le cervelet qu'il est plus étendu à gauche qu'à *droite*.

4º Le tome vi des *Bulletins de la Société anatomique* contient, à la page 235, une observation de M. Bell, relative à une atrophie considérable du lobe droit du cerveau, avec aplatissement du lobe gauche du cervelet et diminution appréciable de son volume.

5º M. Bell, dans les réflexions dont il fait suivre la relation de ce fait, ajoute que, l'année précédente, M. Bodey en a présenté un entièrement semblable. L'observation a été égarée par M. Bérard, alors secrétaire de la Société anatomique, mais nous en trouvons le résumé dans le compte rendu : Le lobe droit (du cerveau) était réduit à la moitié de son volume primitif ; en même temps c'était le lobe gauche du cervelet qui était atrophié. (*Compte rendu de la Soc. anat.*, 4me année, 1829, p. 117,)

6o C'est encore à M. Bell que nous devons la connaissance d'un fait de tout point conforme au sien et à celui de M. Bodey, et qu'il attribue au docteur Albers. (Loc. cit.)

7o En 1834 (9me année, p. 156), M. Saint-Yves présente à la même Société une atrophie de l'un des hémisphères cérébraux. Il n'a guère, dit l'observateur, que les deux tiers du volume de son congénère; l'hémisphère cérébelleux du côté opposé est également atrophié.

8o M. Nivet, interne à la Salpêtrière (*Bulletins de la Soc. anat.*, 6me année, p. 121) montre une atrophie des circonvolutions cérébrales du côté *gauche*, coïncidant avec une lésion du même genre qui siégeait au lobe *droit* du cervelet.

9o Depuis la publication de l'observation de Houel dans les *Bulletins de la Société de biologie*, M. Virchow a fait paraître dans son ouvrage (*Handb. der spec. Pathol. u. Therapie*, 1 Bd. Erlangen) un article dont nous devons la connaissance à notre excellent collègue M. Charcot, et où se trouve mentionnée l'autopsie d'un homme atteint d'atrophie de l'un des hémisphères cérébraux et du lobe cérébelleux du côté opposé.

10o M. Virchow cite M. Schrœder van der Kolk (*Jahresbericht*, 1852, Bd II, page 86) comme ayant le premier observé l'atrophie des os, des muscles, des nerfs, de la moelle épinière du même côté que le cervelet, tandis que le cerveau est atrophié du côté opposé.

11o Dans une note du 4me volume de son *Anatomie descriptive* (2me édition, page 287), M. Cruveilhier s'exprime ainsi : « Dans quatre cas d'hémiplégie que j'ai eu occasion d'obserser, il y avait en même temps atrophie de l'hémisphère droit du cerveau et de l'hémisphère gauche du cervelet. »

Ces quatre faits de M. Cruveilhier porteraient à seize le nombre des observations à nous connues, où se trouve établi le fait qui nous occupe. Mais un doute nous vient. M. Cruveilhier, comme président de la Société anatomique, avait connaissance des faits de MM. Bell, Bodey, Nivet et Saint-Yves, et c'est peut-être de ces quatre observations qu'il parle dans la note que nous venons de rappeler.

III.

Ne peut-on pas s'étonner à bon droit de voir un fait aussi important que la relation pathologique entre les lobes opposés du cerveau et du cervelet, passer presque inaperçu ? De voir sa généralité méconnue par la plupart des auteurs, sa signification anatomique et physiologique leur échapper plus ou moins complétement ? Un mutisme absolu, des exclamations de surprise, de vagues indications, des commencemens de théorie, voilà tout ce que nous trouvons à ce sujet dans les livres.

M. Guéneau de Mussy fait suivre son observation (Cruveilhier, *Atl. d'anat. path.*, 8me livraison) des réflexions suivantes : « *Chose bien singulière!* le lobe droit du cervelet est moins volumineux, ce qui semblerait indiquer un effet croisé entre le cerveau et le cervelet; mais la diminution du lobe droit de celui-ci ne saurait être mise en balance avec l'atrophie de l'hémisphère gauche du cerveau. »

M. Cruveilhier, dans les nombreuses remarques dont il accompagne cette observation, ne dit rien de cet *effet croisé*. Et cependant, au sujet de l'*asymétrie du cervelet*, il dit, dans une note que nous avons déjà citée en partie (*Anat. descrip.*, t. IV, p. 287, 2me édit.) : « .... Je suis fondé à conclure qu'il existe des rapports intimes entre les hémisphères opposés de ces deux portions de l'encéphale. » A propos de la structure du cervelet (même volume, page 309) nous trouvons, encore cachée dans une note, la phrase suivante : « L'effet croisé pour l'action du cervelet n'est pas encore parfaitement démontré. Un certain nombre de faits qui établissent que l'atrophie d'un hémisphère du cerveau coïncide avec l'atrophie de l'hémisphère opposé du cervelet, semblerait établir l'action directe du cervelet. »

M. Longet (*Anat. et phys. du système nerveux*, t. i, p. 707) cite les lignes qui précèdent. Il rapporte aussi *in extenso* le fait si remarquable de M. Bell (p. 667) et celui de M. Guéneau de Mussy (p. 668), mais en les considérant comme des exemples *d'asymétrie!*

M. Andral, sur le sujet qui nous occupe, s'exprime comme il suit dans sa *Clinique médicale* (t. v, p. 629) : « Voyez comme dans ces cas d'atrophie le cervelet s'isole du cerveau; vainement celui-ci subit dans son volume les modifications les plus notables; l'autre n'en est pas influencée, au moins dans la généralité des cas, car, parmi les observations de M. Cazauvielh, il en est une où l'on voit l'hémisphère cérébelleux participer à l'atrophie qui a frappé l'hémisphère cérébral *de son côté*. » Il y a dans ces derniers mots une erreur, due sans doute à une faute d'impression, car, dans une note, à la page 680, la même observation de M. Cazauvielh, qui est la troisième, est indiquée comme un exemple d'atrophie de l'hémisphère *gauche* du cervelet et de l'hémisphère *droit* du cerveau.

Quant à la proposition : *Dans les cas d'atrophie, le cervelet s'isole du cerveau*, le nombre considérable et l'authenticité des faits cités plus haut, la réduisent à la valeur d'une simple assertion; et malgré tout notre respect pour l'illustre auteur de la *Clinique médicale*, il nous est impossible de l'accepter comme vraie.

M. Bérard aîné, en rappelant dans son compte rendu le fait

recueilli par M. Bodey, dit encore : « On remarquait l'atrophie
d'un hémisphère du cervelet ; mais, *chose singulière !* c'était
l'hémisphère droit, tandis que pour le cerveau la diminution
du travail nutritif avait porté exclusivement sur le lobe gauche.
Était-ce l'effet d'une simple bizarrerie de la nature, ou devait-
on invoquer un rapport entrevu déjà, mais encore inexplicable
entre les côtés opposés du cervelet et du cerveau? On serait
presque tenté d'adopter la seconde supposition.... »

Dans les réflexions de M. Bell, à la suite de son observation,
nous lisons : « Un autre fait bien curieux et bien inexplicable,
je crois, est la coïncidence d'un lobe cérébelleux atrophié avec
un hémisphère cérébral sain, et d'un lobe cérébelleux sain avec
un hémisphère cérébral mal développé. » Auguste Bérard, en
rappelant cette observation (*Compte rendu de la Soc. anat.*,
1831), n'ajoute rien à ce que M. Bérard aîné avait dit à ce sujet
l'année précédente.

IV.

Sans vouloir faire ici la description détaillée des désordres
anatomiques qui caractérisent l'atrophie unilatérale du cervelet, nous devons cependant insister sur les points les plus
importans de cette étude.

Tantôt cette atrophie est tellement manifeste et produit
entre les deux lobes cérébelleux une telle asymétrie, qu'elle
ne peut se dissimuler même à l'observateur le moins attentif.
La moitié du cervelet qui en est atteinte, présente une diminution de tous ses diamètres à la fois, à la différence de l'hémisphère cérébral qui peut n'avoir subi d'altération que dans
des points isolés. Ce décroissement uniforme de l'un des lobes
cérébelleux suffirait pour faire prévoir qu'ici l'atrophie ne
s'est pas produite primitivement comme conséquence d'une

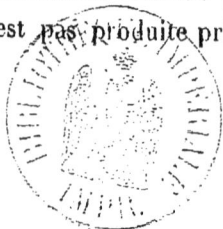

lésion propre à la pulpe cérébelleuse, mais qu'au contraire elle est le résultat de l'altération éprouvée par le cerveau, qu'elle en est une dépendance, un effet.

Lorsque l'atrophie est portée à un très haut degré, il en résulte une déformation des plus curieuses de la cavité crânienne. Sous ce rapport, deux cas peuvent être observés : Ou bien la lésion encéphalique date d'une période de la vie où la boîte osseuse était encore susceptible de se modeler sur son contenu, et alors il se produit un aplatissement qui est en rapport avec le lobe cérébral atrophié (la fosse occipitale inférieure est située trop profondément pour que son aplatissement, s'il existe, soit appréciable à l'extérieur). Ou bien l'altération de l'encéphale a eu lieu à un moment où les os du crâne avaient déjà acquis toute leur rigidité; alors aucune dépression à la surface; mais, examinant les os par leur côté interne, on constate une augmentation considérable de leur substance dans les points qui correspondent aux portions affaissées de la masse encéphalique; on dirait que, ne pouvant s'infléchir, le crâne s'épaissit pour combler le vide laissé par les organes atrophiés et pour venir à leur rencontre.

En même temps qu'il subit une diminution marquée de son volume, le lobe cérébelleux altéré offre encore et constamment, quoique à des degrés divers, une augmentation notable de sa consistance, autre indice d'une modification du travail nutritif. Cette *induration* est quelquefois assez prononcée pour faire croire, par contraste, à un ramollissement du lobe cérébelleux sain; ajoutons qu'elle peut être assez marquée sans que la diminution de volume soit très frappante; et nous comprendrons sans peine qu'un observateur, non prévenu des relations pathologiques dont nous nous occupons, puisse, de rès bonne foi, donner de l'état anatomique des parties une

interprétation erronée. C'est ce qui nous semble être arrivé
dans le fait de M. Triandière (*Clinique*, t. III, n° 68) : « Le cervelet, dit cet auteur, paraissait sain, cependant son lobe droit
était *un peu ramolli.* » Nous croyons qu'il eût été plus exact de
dire : le lobe gauche du cervelet était *un peu induré.* Cette
atrophie commençante, liée à celle du cerveau à droite, fait
rentrer cette observation dans la règle énoncée plus haut.

Il est des cas où l'atrophie unilatérale du cervelet est assez
légère pour qu'elle puisse échapper à celui qui n'a pas la
pensée d'en rechercher l'existence. Ainsi, dans la première
observation d'atrophie cérébrale que nous avons recueillie
(celle de la nommée Fillain), le cervelet est indiqué comme
parfaitement normal. Plus nous réfléchissons à l'ancienneté et
à l'étendue de la destruction du cerveau qui existait chez notre
malade, plus nous opposons ce fait, en apparence négatif, aux
faits positifs si nombreux que depuis nous avons appris à con-
naître, et plus nous sommes porté à croire notre observation
incomplète. De même, nous regardons comme suspects ou du
moins comme entachés de doute tous les faits d'atrophie considérable du cerveau publiés par les auteurs où l'on dit avoir
constaté l'intégrité complète du cervelet (Lallemand, *Lettre*
8ᵐᵉ). Ce qui nous confirme dans cette pensée, c'est qu'il n'y
est même pas fait mention de l'atrophie de la moelle allongée ;
or, dans les cas de destruction étendue du cerveau, cette der-
nière partie est presque toujours atrophiée.

V.

Quand on recherche les causes qui, jusqu'à présent, ont
obscurci la question de la solidarité entre les hémisphères
opposés du cerveau et du cervelet, ou qui en ont retardé la
solution, on trouve d'abord la rareté, relativement assez

grande, des exemples d'atrophie unilatérale du cerveau. Mais d'autres raisons encore ont contribué à ces résultats. Ce sont, premièrement, les faits négatifs; en second lieu, les faits contradictoires.

Les premiers sont ceux où les auteurs disent avoir constaté l'état normal du cervelet en même temps qu'une atrophie de l'un des lobes cérébraux. Tout à l'heure, en parlant des observations incomplètes, nous avons déjà dit qu'il nous semblait difficile d'accepter sans réserve cette absence de lésions cérébelleuses comme un fait réel et démontré. Nous le répétons ici. Cependant nous devons ajouter que, probablement, toute destruction cérébrale n'entraîne pas constamment, nécessairement l'atrophie du lobe opposé du cervelet; que, par exemple, la date ancienne ou récente de la maladie pourrait jouer un certain rôle dans la production de cette atrophie consécutive; on peut supposer que, dans certains cas, si elle manque, c'est qu'elle n'a pas encore eu le temps de se manifester.

Est-ce de cette manière qu'il nous faut expliquer l'absence de l'atrophie cérébelleuse dans un cas de destruction cérébrale rapporté par M. Beau (*Bulletin de la Société anatomique*, année 1833, p. 183-192)? Nous remarquons qu'il n'y est fait mention ni du cervelet ni même de la moelle allongée. Peut-être — que notre cher et savant maître nous pardonne d'épiloguer sur son observation — peut-être faut-il tenir compte aussi de cette circonstance que l'encéphale n'a pas été examiné aussitôt après avoir été extrait du crâne, et qu'il est resté pendant plusieurs jours plongé dans l'alcool; l'action de ce liquide, la pression du vase pourraient avoir déformé les parties, et, à supposer que l'altération fût légère, c'en était assez pour empêcher une appréciation rigoureuse des désordres anatomiques. M. Beau nous apprend en outre que, pour examiner la moitié atrophiée du cerveau, il a fait *une section qui passait par le pédoncule cérébral.* Le cervelet et la moelle allongée n'auraient-ils pas été abandonnés après un examen trop rapide?

Nous avons parlé aussi de faits qui semblent *contradictoires.* Cependant il n'en existe qu'un à notre connaissance, c'est celui d'une idiote de 5 ans, chez laquelle M. Maréchal, interne de Guersant, a constaté l'absence du lobe moyen *gauche* du cerveau et une communication du ventricule latéral avec la cavité de l'arachnoïde extérieure ; le cervelet était déformé et son hémisphère *gauche* atrophié (*Anat. path.* de M. Cruveilhier, 5me livraison, 3me observ., planche v). Mais s'agit-il ici d'une atrophie consécutive du cervelet? La diminution extraordinaire du lobe gauche de cet organe (il avait à peine la moitié du volume normal, ce qui n'arrive guère dans l'atrophie consécutive), la déformation que l'on y constate, la marche de l'affection, tout fait présumer qu'on a affaire à une inflammation ayant frappé simultanément toute la moitié gauche des organes intra-crâniens. Nous remarquons avec plaisir que telle était aussi l'opinion de Lallemand. On demandera peut-être si, chez cette malade, le lobe droit du cervelet était atrophié en même temps, puisque l'hémisphère cérébral gauche présentait une destruction si notable. L'observation répond par la négative. Il reste donc à déterminer si le cas de M. Maréchal doit être placé parmi les faits négatifs ou parmi les faits incomplets. Il nous suffit d'avoir établi qu'il n'est pas contradictoire.

VI.

Quelle est la condition anatomique qui rend compte des étroites connexions si clairement indiquées par les relations

morbides entre le cerveau et le cervelet? La structure de l'encéphale nous montre-t-elle des fibres qui relient entre eux
ces deux organes? Jusqu'à ce jour, les anatomistes n'en ont
pas découvert; et cependant l'existence de ces faisceaux con-
nectifs cérébro-cérébelleux est pour nous aussi réelle, aussi
manifeste que si le scalpel les avait isolés.

En examinant la composition du pédoncule cérébral, on
voit que trois couches ou étages de fibres concourent à sa for-
mation. Les inférieures, après avoir franchi le pont de Varole,
vont constituer la pyramide antérieure du même côté et se
continuer avec la moitié opposé de la moelle épinière. Nous
avons déjà dit, et nous nous proposons d'y revenir ailleurs,
que cette pyramide et cette moitié de la moelle, comme les
fibres pédonculaires dont elles sont l'émanation, s'atrophient
consécutivement aux destructions unilatérales du cerveau.

Les fibres de l'étage supérieur du pédoncule cérébral se
continuent avec les pédoncules supérieurs du cervelet (*pro-
cessus cerebelli ad testes*); ceux-ci sont parfaitement sains dans
les cas qui nous occupent.

Ce n'est donc ni dans les fibres de l'étage supérieur, ni dans
celles de l'état inférieur que nous trouvons le secret de la solidarité qui existe entre les lobes opposés du cerveau et du cervelet : c'est dans les faisceaux de l'étage moyen du pédoncule.
Or, ces fibres moyennes, après s'être entre-croisées de droite
à gauche, à la partie supérieure de la protubérance, vont se
continuer avec les faisceaux latéraux du côté opposé du bulbe.
Au dire des anatomistes, elles s'y consument toutes; mais l'in-
duction porte à penser qu'une partie de ces fibres va se rendre
aussi au lobe latéral du cervelet.

C'est ce que mon savant ami, M. le docteur Charcot, croit
avoir directement constaté. Une pareille dissection offre des

difficultés presque insurmontables quand il s'agit d'un cerveau
sain ; mais, dans ces cas d'atrophie latérale, grâce à la dispa-
rition ou à la diminution des faisceaux de droite, on prévoit
que celles de gauche n'étant plus compliquées par leur décussation avec les précédentes pourront plus facilement être sui-
vies dans tout leur parcours entre les lobes restés sains du
cerveau et du cervelet. En examinant l'encéphale de la nommée
Houel, M. Charcot a vu, dans l'étage moyen du pédoncule sain,
les faisceaux de fibres venues de l'hémisphère correspondant
se diviser en deux portions, l'une pour la moelle, l'autre pour
le cervelet. Cette disposition anatomique expliquerait merveil-
leusement les relations que l'étude de l'atrophie cérébelleuse
consécutive nous a indiquées.

La décussation des faisceaux de l'étage moyen des pédoncules
est prouvée aussi, pour le dire en passant, par le fait de la paralysie faciale siégeant toujours du même côté que l'hémiplégie. Or, le nerf de la septième paire nous semble émerger
précisément dans l'intervalle des deux portions médullaire et
cérébelleuse en lesquelles se divisent les fibres de cet étage
moyen.

VII.

Si nous jetons un coup d'œil sur la pathologie du cervelet,
en dehors de l'atrophie consécutive qui nous a exclusivement
occupé jusqu'ici, une première remarque qui s'offre à notre
esprit est la suivante : quand les lésions du cervelet coïnci-
dent avec d'autres siégeant dans le cerveau, c'est le plus sou-
vent dans l'hémisphère opposé au lobe cérébral qu'elles se
rencontrent. Ainsi, sur huit cas d'hémorrhagie double du cervelet et du cerveau, M. Andral (*Clinique*, t. v) note que sept
fois elle occupait les lobes opposés de ces deux portions de l'en-

céphale. Sept sur huit! n'est-ce pas là un fait significatif? et peut-on se refuser à y voir une nouvelle confirmation de la règle posée par nous pour l'atrophie cérébelleuse? De même M. Lenoir (*Soc. anat.*, t. IV, p. 118) rapporte un exemple d'une maladie qu'il qualifie de gangrène de l'encéphale [et qui occupait le lobe cérébral droit et cérébelleux gauche.

Nous avons déjà dit que l'hémiplégie chez les sujets atteints d'atrophie cérébelleuse (et cérébrale) était du côté du lobe cérébelleux malade. Faudrait-il en conclure que l'influence du cervelet sur le mouvement est *directe?* On admet généralement avec M. Andral qu'elle est, au contraire, croisée; du moins cet auteur établit que si un foyer sanguin existe dans un lobe cérébelleux, la paralysie des membres est *croisée;* que si deux foyers se produisent, l'un dans un lobe cérébelleux, l'autre dans le lobe cérébral du côté opposé, la lésion du mouvement est ce qu'elle serait dans le cas d'une hémorrhagie simple du cerveau, anomalie que M. Andral considère comme inexplicable. Il suppose cependant qu'on pourrait s'en rendre compte par la *prédominance* de l'influence cérébrale... Ne serait-il pas permis de dire que, dans les deux cas, ce n'est pas l'influence propre du cervelet qui détermine la paralysie; mais que si un foyer isolé dans cet organe s'accompagne d'une hémiplégie croisée, celle-ci se rattache à une action exercée par un épanchement cérébelleux considérable sur les parties voisines de la moelle allongée? Je dis considérable, parce que dans les trois faits cités par M. Andral d'apoplexie cérébelleuse isolée, nous voyons le foyer avoir les dimensions d'un œuf de poule (obs. I), transformer le lobe cérébelleux en une poche remplie de sang noir (obs. II), produire une déchirure de ce lobe et le sang s'épancher dans la fosse occipitale inférieure (observation III)!

Nous avons extrait ce mémoire d'un travail plus étendu sur l'atrophie encéphalique unilatérale, où nous étudions toutes les particularités de cette curieuse altération, et les faits nombreux d'anatomie et de physiologie qu'elle dévoile. Notre intention est de publier prochainement ce qui, dans ces recherches, est relatif à la moelle allongée et à la moelle épinière.

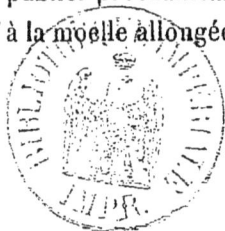

Paris. — Typographie FÉLIX MALTESTE et Cᵉ, rue des Deux-Portes-St-Sauveur, **22**.